LA

CURE DE BARÈGES

En regard de l'intervention chirurgicale

DANS LES OSTÉITES STRUMEUSES

PAR

A. GRIMAUD

MÉDECIN-INSPECTEUR DE BARÈGES
MÉDECIN DE L'HOSPICE THERMAL,
MEMBRE DE LA SOCIÉTÉ D'HYDROLOGIE

PARIS

IMPRIMERIE F. LEVÉ

17, RUE CASSETTE, 17

1886

LA
CURE DE BARÈGES

EN REGARD

de l'intervention chirurgicale dans les Ostéites strumeuses

PAR

A. GRIMAUD

MÉDECIN-INSPECTEUR DE BARÈGE
MÉDECIN DE L'HOSPICE THERMAL,
MEMBRE DE LA SOCIÉTÉ D'HYDROLOGIE

PARIS
IMPRIMERIE F. LEVÉ
RUE CASSETTE 17
—
1886

LA CURE DE BARÈGES

EN REGARD DE L'INTERVENTION CHIRURGICALE
DANS LES OSTÉISTES STRUMEUSES.

La thérapeutique thermale, dans ses applications au traitement des maladies constitutionnelles, est essentiellement liée à l'évolution des doctrines médicales dont le mouvement n'a jamais été plus vif que de nos jours. On pourrait dire, suivant un mot célèbre, que, grâce aux travaux du microscope et aux découvertes de l'expérimentation, la pathogénie est dans un perpétuel devenir. De là, dans la pratique, une série de fluctuations et d'innovations dont les eaux minérales ressentent forcément le contre-coup.

Nulle part la révolution dont nous parlons ne s'est produite d'une manière plus complète que dans la pathogénie des affections osseuses. Les dénominations, les théories, la pratique, tout a été profondément modifié dans cette branche de la pathologie, depuis une quinzaine d'années. Il ne sera pas sans quelque utilité, croyons-nous, au point de vue qui va nous occuper, d'envisager très brièvement l'importance de ces faits.

Les différences fondamentales qui séparent les ostéites inflammatoires proprement dites des ostéites de nature strumeuse n'avaient pas attendu l'emploi du microscope pour se révéler ; la clinique suffisait pour le praticien qui, en contact chaque jour avec des affections qu'il pouvait envisager sous toutes leurs faces, savait parfaitement les différencier les unes des autres. Lorsque Nélaton, il y a un demi-siècle, publia ses beaux travaux sur les tubercules dans le système osseux, ce fut un grand progrès de voir l'anatomie pathologique confirmer les données de l'expérience pratique. Néanmoins ses travaux si précis ne portèrent point leurs fruits tout d'abord. La thérapeutique des affections osseuses de nature dite strumeuse resta incertaine, pauvre dans l'emploi des moyens; la chirurgie ne connut pendant longtemps que l'expectation, l'huile de foie de morue et le bistouri pour remédier aux grands désordres ; mais le traitement antiseptique n'était pas encore inventé, et les résultats étaient souvent bien désastreux.

La découverte si importante de Villemin ne resta pas sans conséquences dans la pathologie osseuse : on sait que le tubercule recherché, trouvé dans beaucoup, la plupart peut-être des lésions scrofuleuses, arriva à être considéré comme la lésion fondamentale, si bien que le domaine de la scrofule de plus en plus restreint, supprimé même par un certain nombre d'auteurs, ne trouve plus aujourd'hui de défense que parmi les éminents cliniciens de notre pays. L'Allemagne, très exclusive dans ses doctrines, voudrait bannir entièrement la notion de scrofule.

Jusque-là le traitement n'avait pas encore profondément varié, mais avec le pansement antiseptique et la découverte du bacille de Koch les choses changèrent de face complètement. La tuberculose étant le résultat d'une infection locale, il s'agissait de débarrasser l'économie au plus vite du parasite qui menaçait de généraliser son action ; il fallait tuer le bacille sur place. On ne tarda donc pas à voir, arrivant de l'étranger d'abord, puis propagés rapidement en France, les préceptes les plus formels relatifs à l'évidement, à la résection, à l'amputation des parties malades, et, grâce à l'innocuité des grandes opérations par l'emploi des moyens antiseptiques de plus en plus perfectionnés, la chirurgie érigea en méthode presque absolue de traitement l'intervention opératoire.

Les choses en sont là à l'heure présente. La nouvelle méthode appliquée à la cure de l'ostéite strumeuse, tuberculeuse comme on dit aujourd'hui, n'a-t-elle que des succès à enregistrer ? Est ce désormais le seul moyen curatif de ces affections redoutables tant par la longueur de leurs périodes d'évolution que par les désordres constitutionnels qu'elles entraînent à leur suite ?

Malgré la faveur avec laquelle cette doctrine a été acceptée, il s'en faut que son crédit soit universel, au moins comme doctrine exclusive de toute autre. A cet égard, les dissidences sont nombreuses.

Citons au premier rang le professeur Verneuil dont la grande expérience, toujours prête à reconnaître le véritable progrès, cherche aussi sagement à prémunir la jeune génération contre des entraînements dangereux.

Dans une communication importante faite devant l'association française pour l'avancement des sciences, il établit que l'auto-inoculation tuberculeuse peut se faire suivant trois modes :

1° Sur place, c'est-à dire par envahissement des parties voisines, après le râclage de certains foyers tuberculeux, ou après des opérations de synovite fongueuse. Il a pu observer quatre cas de ce genre où la prolifération fongueuse, la multiplication des follicules tuberculeux avaient été si intenses qu'il a fallu bientôt procéder à l'amputation du membre ou à la résection totale.

2° L'auto-inoculation par formation de foyers secondaires. « Quand on observera mieux, nous dit-il, « les suites des opérations opposées à la tuberculose « locale, on constatera certainement la formation à « leur suite de dépôts secondaires en divers points « voisins ou éloignés du foyer primitif. »

3° Enfin l'auto-inoculation par infection générale.

Nous relevons ces détails dans une thèse très bien faite du Dʳ Coudray sur l'intervention chirurgicale dans les localisations externes de la tuberculose.

Le professeur Kœnig de Gœttingen a pu étudier cette très intéressante question sur une grande échelle. « Il n'a jamais, nous dit-il, observé l'éclo-« sion de la tuberculisation miliaire aiguë qu'à la « suite des opérations. » Suivant lui, ces grands délabrements donnent très probablement lieu à l'introduction des bacilles dans les voies circulatoires et par suite à l'infection générale de l'économie. Il a cependant, pour ce qui le concerne, largement opéré. Sur 117 opérations de résection dans les affections tuberculeuses des os et des articulations, et après emploi, dans toute sa rigueur, du traitement antiseptique, il compte 25 morts, 18 insuccès; 74 malades ont guéri. Ce qu'il importe de noter, c'est que le pansement antiseptique ne paraît pas avoir eu beaucoup d'influence pour prévenir l'évolution de la tuberculose.

En effet 21 0/0 des opérés étaient devenus tuberculeux 4 ans après la première intervention.

« En somme, nous dit le professeur Kœnig, à
« l'heure qu'il est, on ne sait pas encore si le nombre
« de cas où une tuberculisation générale suit l'opé-
« ration n'est pas plus grand que celui où celle-ci
« prévient l'infection générale. »

En France, les avis sont très divisés.

Si la doctrine de la nécessité opératoire trouve de la faveur, beaucoup de chirurgiens éminents, les Drs Trélat, Berger, Bouilly entre autres, ne peuvent s'empêcher de lui reconnaître, au point de vue de l'avenir du malade, de très sérieux dangers. La *Revue de chirurgie* nous apporte impartialement, à côté de succès opératoires, de nombreux faits d'insuccès à la suite d'opérations pratiquées sur des foyers en apparence parfaitement justiciables de l'intervention. Il est donc bien certain que, malgré les merveilles de l'antisepsie, l'avenir du malade n'est pas assuré.

S'il m'est permis d'apporter ici le résultat de mes recherches, je puis dire que, sur un petit nombre seulement, l'opération m'a paru avoir une influence décisive. Sur 40 malades venus à Barèges après des opérations datant de 1 an à 5 ans, 8 seulement pouvaient être considérés comme guéris. C'est qu'en effet, si la doctrine qui prétend extirper le bacille est vraie, il ne s'ensuit pas que l'opération soit toujours assez complète pour ne rien laisser du foyer malade. Au-delà de ce qui est visible à l'œil nu, n'y a-t il pas des spores disséminés dans tout le membre ? Est-on bien sûr que le sang, les glandes n'en gardent pas en réserve ? Comment expliquer, du reste, avec cette théorie, les récidives sur des points éloignés, qui sont la règle et non l'exception après l'intervention chirurgicale ? Il faut alors, comme nous dit le professeur Verneuil, croire que l'opération ouvre les voies à l'infection.

Telle est, en résumé, la tendance actuelle de la chirurgie : opérer sur place la lésion osseuse autant de fois qu'elle sera accessible à l'instrument, et nous avons pu entendre récemment à la Société de chirurgie un praticien déclarer qu'il avait fait sur un malade 35 opérations.

C'est sous l'influence de cette doctrine que l'ablation des glandes cervicales volumineuses a été préconisée et exécutée nombre de fois, on sait avec quels graves résultats opératoires ! On a pu en juger par la discussion qui eut lieu à ce sujet, il y a deux ans, à la Société de chirurgie, sur un rapport de M. Chauvel.

Après avoir exposé le plus brièvement possible la nouvelle doctrine chirurgicale qui préside actuellement au traitement de l'ostéite strumeuse, il nous sera bien permis de nous demander ce que devient le traitement interne sous l'influence des idées régnantes, et quel compte ces idées tiennent des moyens thérapeutiques qui ont fait leurs preuves et qui les font toujours.

Si l'on ouvre les divers traités de pathologie, si l'on consulte les monographies si nombreuses sur la matière publiées dans ces dernières années, on est fort surpris de ne trouver qu'une mention un peu vague de la nécessité de remonter l'économie par des toniques et le secours de l'hygiène : l'huile de foie de morue à l'intérieur, le séjour au bord de la mer, les bains de mer, non comme un modificateur local sur lequel on ne paraît guère compter, mais plutôt comme modificateur général ; telles sont à peu près les seules recommandations. Encore n'est-il nullement question des moyens internes dans le grand article du *Dictionnaire de médecine pratique* signé du professeur Gosselin, dans le traité de l'ostéite infectieuse de l'*Encyclopédie internationale de chirurgie*, pas plus que dans une foule de travaux contemporains sur le sujet.

On peut dire en toute vérité que l'huile de foie de morue administrée d'une manière si banale contre les affections osseuses n'a aucune prise sur elles, c'est un médicament qui facilite les actions nutritives, il ne peut rien sur les lésions du système osseux.

Les bains de mer, le séjour sur les plages maritimes sont tellement entrés dans nos mœurs, ils rendent tous les jours de si réels services, qu'on ne peut méconnaître leur très réelle valeur. La fondation d'hôpitaux sur les bords de l'Océan ou de la Méditerranée, dont on poursuit en ce moment la réalisation, n'aurait certes que des avantages à bien des points de vue. Qu'il me soit permis cependant de dire que le bain de mer, par lui-même, n'est point un traitement héroïque de la scrofule osseuse. C'est un modificateur général excellent, mais ses effets locaux sont lents, superficiels, et quand il s'agit de lésions osseuses profondes, on ne les voit s'améliorer que par un séjour indéfiniment prolongé : ces sacrifices ne sont pas à la portée de tout le monde.

M. le Dr Cazin, dans un grand ouvrage récent (*Influence des bains de mer sur la santé des enfants*) est très explicite à ce sujet. Après une statistique très détaillée, très importante, des diverses affections osseuses suppurées ou non traitées avec succès à l'hôpital de Berck, depuis une quinzaine d'années, ce médecin distingué admet la nécessité d'un séjour variant entre 656 jours et 290 pour les ostéites simples.

Pour les tumeurs blanches, la moyenne serait à peu près de 455 jours, mais souvent la durée du séjour comporte 3, 4, 5 et même 10 ans.

Toutefois les succès ne s'obtiennent en pareil cas, nous dit M. Cazin, que quand le traitement chirurgical vient se joindre à l'action thermale : les cautérisations, le râclage des abcès, l'abrasion interarticulaire, les résections partielles ou totales sont employées sur une si large échelle que ces moyens peuvent revendiquer les deux tiers des succès.

Mais quelle est donc, en somme, l'influence du traitement marin employé seul ?

M. Cazin l'avoue avec une grande franchise. *Il modifie seulement dans un tiers des cas environ l'état des malades atteints d'ostéites.*

Il ne faut pas s'étonner d'après cela que les grands résultats ne s'adressent qu'à la classe des jeunes malades hospitalisés, les familles aisées ne pouvant guère se résoudre, indépendamment de la nécessité des opérations, à placer, nous dit M. Cazin, un enfant dans une maison de santé pendant plusieurs années.

En définitive, il ne faudra pas compter sur l'action décisive ni rapide des bains de mer quand il s'agira des graves manifestations osseuses de la scrofule. Ils n'ont pas le pouvoir de soustraire les malades aux éventualités redoutables de l'intervention chirurgicale.

Les eaux chlorurées sodiques ont incontestablement une action plus puissante que les bains de
mer ; dans quelle mesure, c'est difficile à décider
en l'absence de renseignements nombreux et certains ; mais le Dr Rochard, [d'après une minutieuse
étude des documents qu'il a eues dans les mains, est
assez sévère pour elles. Il accepte leur influence
fondante comme fort remarquable contre la tuberculisation ganglionnaire, il repousse dans l'ostéite
suppurée cette influence qui donnerait généralement
de mauvais résultats.

Abordons maintenant l'étude des eaux de Barèges, sur lesquelles une pratique de quinze ans, la
direction d'un hospice important et le nombreux
service des indigents m'ont permis de m'éclairer
d'une façon, je puis le dire, assez complète.

Ces eaux, réputées si merveilleusement efficaces
depuis plusieurs siècles dans le traitement des maladies des os, et vers lesquelles la pensée du praticien
se porte tout d'abord quand il s'agit d'une ostéite
purement inflammatoire survenue à la suite de frac-
ture, luxation et autres accidents traumatiques, ne
conserveraient-elles donc plus leur remarquable efficacité quand il s'agit de l'ostéite dite tuberculeuse ?
La présence du tubercule dans les lésions osseuses
qui sont du domaine de la scrofule, constituerait-elle
un obstacle à la guérison contre lequel viendrait s'é-
mousser l'action si puissante de Barèges dans les
autres cas ? Un éminent chirurgien me soumettait
un jour ce doute, qui a pu être partagé par bien d'autres. Les succès dont je l'ai rendu témoin depuis ont
changé ce doute en certitude contraire.

Nous verrons tout à l'heure si, en dehors de mon

témoignage qu'on pourrait réputer trop optimiste, les documents les plus nombreux, les plus certains ne s'accordent pas pour placer Barèges au premier rang dans le traitement de la tuberculose osseuse. L'oubli des traditions du passé dont les livres et l'enseignement contemporain portent les marques, ne peut rien contre les résultats de la clinique journalière et contre l'évidence des faits que nous apportent ces malades, qui, chaque année, quittent Barèges guéris ou en voie de guérison de lésions osseuses, contre lesquelles l'ablation de l'os malade ou l'amputation du membre avaient été déclarées une ressource ultime.

Dans un livre fort remarquable (*Les Eaux minérales dans les affections chirurgicales*), M. le Dr Eugène Rochard rend à Barèges la justice qui lui est due. Il donne à ses eaux, et à une grande distance des autres, le premier rang dans le traitement de ces affections. Il a pour cela quelque compétence, on en conviendra, puisqu'il s'est donné la peine de compulser, pour cette station seulement, près de 18,000 observations, qui expriment, nous dit-il, en termes généraux, près de 74 % de succès et 26 d'insuccès seulement. Toutefois, à ne parler que du genre d'ostéites qui nous occupe, ses jugements sont parfois empreints d'un certain pessimisme erroné à quelques égards, qu'explique la nature des documents auxquels il a eu recours et qui proviennent pour une grande partie de l'administration militaire. Or il s'en faut bien que la pratique militaire thermale, contrairement à ce qu'on croit, soit la plus favorable pour faire apprécier à leur juste valeur le traitement de Barèges appliqué aux maladies des os. S'il y a des rapports de l'hôpital militaire chaque année soigneusement enregistrés, ils laissent naturellement de côté l'enfance et l'adolescence, âge où les cas sont le plus nombreux, le plus aptes à la guérison. En outre les malades font rarement plusieurs cures consécutives dans la même station, leur renvoi dépendant d'un médecin major étranger à la station. Ces conditions ne sont pas certes celles des malades civils entourés des soins de la famille. Enfin il faut dire que la cure thermale militaire un peu trop uniforme dans son activité ne se prête pas aux grands ménagements que réclament souvent ces affections, les bains les plus énergiques, comme la piscine, la douche du tambour étant presque seuls mis en usage. Disons aussi, avec tout le respect dû à des confrères éminents, que le perpétuel changement du personnel médical n'est pas favorable à la direction d'un traitement qui réclame des nuances très variées, appréciables seulement avec le temps.

« Dans les ostéites non suppurées, nous dit le « Dr Rochard, on obtient à Barèges des guérisons « auxquelles on n'arriverait pas par d'autres « moyens. » Sur 662 cas il énumère 144 guérisons, 358 améliorations, 171 effets nuls, en somme 26 % de güérison, 54 % d'améliorations très notables. Combien ces résultats auraient changé si les saisons avaient été multiples !

Dans les ostéites suppurées, suivant lui, les résultats seraient moins favorables. « C'est cependant, « dit-il, la seule station thermale qui leur convienne, « et il est toujours permis d'espérer du succès, tant « que le cas n'est pas au-dessus des ressources de la « thérapeutique. »

Je comprends la réserve du Dr Rochard, en présence de statistiques portant sur les cas les plus graves, souvent même contre-indiquant la cure thermale par l'état trop avancé des malades; il le dit lui-même : « Barèges étant une ressource ultime, on n'y « a souvent recours qu'à la dernière extrémité, on « hésite à leur enlever cette dernière espérance de « salut. »

Ces cas désespérés doivent évidemment être en dehors de la statistique. Il ne faut demander à une eau, quelque puissante qu'elle soit, qu'une action thérapeutique à laquelle les forces du malade ne se refusent pas.

Ajoutons aussi que, depuis quelques années, des sources plus faibles mises en usage permettent aux abondantes suppurations de se préparer à un traitement thermal plus énergique, en faisant tomber peu à peu le processus inflammatoire qui gêne la cure thermale. Nous avons à cet égard des ressources que n'avaient pas nos devanciers et qui manquent en partie à l'hôpital militaire. De là, des résultats différents de ceux qu'indique M. Rochard dans les affections suppurées. Mon regretté collègue, le Dr Lebret, avait trouvé du reste, dans son rapport de 1863, presque la moitié des cas de guérison pour les ostéites suppurées ; dans son travail datant de 1870 qu'il n'a pas publié, il en compte les deux tiers.

Qu'il me soit permis maintenant d'exposer la physionomie de la cure thermale, ce que je ferai succinctement, désireux de donner seulement une vue d'ensemble sur le sujet, et réservant les observations et les statistiques pour un travail ultérieur.

La réalité d'une action curative se démontre d'une

façon manifeste par la rapidité avec laquelle elle s'exerce. Cela est encore plus saisissant quand il s'agit de lésions essentiellement chroniques, parce qu'elles trouvent un aliment à leur entretien dans un vice constitutionnel, dans ce que l'on appelle aujourd'hui plus que jamais, où les spores bacillaires sont en grande faveur, un mauvais terrain. C'est essentiellement le cas pour les affections osseuses de la scrofule. Nul n'ignore l'impuissance de la thérapeutique à leur égard. L'iodure de potassium seul et les préparations mercurielles à l'extérieur ont quelque influence comme résolutifs, mais cette influence est peu marquée et ne s'étend presque jamais jusqu'à la guérison, à moins qu'il ne s'agisse d'une simple périostite.

A Barèges, l'action de l'eau thermale sur un os envahi par le processus inflammatoire, alors que la crise aiguë est dissipée, est aussi évidente que possible et prouve quelle aptitude, quelle spécialité elle possède pour combattre le travail morbide dont l'os est le siège.

Supposons le cas si fréquent où, chez un adulte ou chez un enfant, le tibia, dans une grande partie de sa longueur, est volumineux, empâté, très douloureux à la pression, impuissant à soutenir le membre depuis six mois, un an. Après une semaine ou deux de traitement, la modification sera déjà remarquable par les effets résolutifs qui se prononcent, et rien n'est plus commun que de voir, après un mois, la sensibilité morbide presque disparue, le volume de l'os très réduit, quelquefois d'une manière complète ou sur le point de le devenir, car il y a un travail de résorption opéré dans la trame osseuse qui va se continuer après la saison et aboutira à un résultat définitif. Ce qui se passe dans le tibia se passera aussi bien dans une autre partie du squelette, au cubitus, au radius, au sternum, aux côtes, etc.

J'ai présenté ici un cas assez simple, dépourvu de complications.

A un degré plus avancé, surtout quand les épiphyses sont envahies et avec elles les extrémités articulaires, quand la suppuration s'est fait jour par une ou plusieurs fistules, sans que les injections ou autres moyens aient amené le moindre bénéfice pour le malade, comme c'est le cas ordinaire, l'indication est plus évidente que jamais, car, on peut le dire en toute vérité, la suppuration réclame Barèges, mais la rapidité du traitement et sa durée seront naturel-lement modifiées.

En effet, la question importante, lorsqu'il existe une ou plusieurs ouvertures fistuleuses, est celle du séquestre qu'il faut toujours soupçonner quand on ne peut l'atteindre. Rarement il manque, isolé et libre, plus ou moins volumineux, souvent non mobile, invaginé, d'autres fois à l'état multiple : de là des différences réelles quand il s'agit de prévoir l'action décisive du traitement.

L'activité des eaux de Barèges sur l'élimination des séquestres est bien connue. Les annales de la chirurgie militaire l'ont rendue célèbre depuis long-temps. Elle est la même pour les séquestres de l'ostéite strumeuse que pour ceux de l'ostéite inflammatoire proprement dite.

Si le séquestre est petit, isolé, mobile, il sera vite entraîné par l'eau minérale, soit pendant la saison même, soit un mois ou deux après. S'il n'est pas mobile, ce sera le travail de l'eau de Barèges d'établir une zone inflammatoire tout autour et de le rendre mobile pour l'expulser ou le rendre accessible à l'instrument, lorsque le trajet fistuleux n'est pas assez large pour livrer passage. Enfin lorsque le séquestre invaginé ne peut sortir par les efforts de la nature, l'action thermale cède le pas naturellement à l'action chirurgicale.

Si l'ouverture fistuleuse est la simple conséquence de l'inflammation osseuse et non liée à la présence d'un séquestre, on peut suivre presque pas à pas l'influence rapide de l'eau minérale sur le liquide purulent. A un pus séreux, grumeleux, sanguinolent succède un pus de plus en plus consistant, jaune verdâtre, louable en un mot; la sécrétion augmente, les bords et l'intérieur de la fistule deviennent le siège d'une vive congestion; les bourgeons violâtres, mollasses, sont remplacés par de beaux bourgeons charnus. Du 10e au 15e jour, cette crise légitime se produit, elle prend même souvent des allures un peu vives qui forcent à interrompre le traitement pendant quelques jours. Alors commence la période décongestive et résolutive, avec diminution progressive ou cessation complète de la suppuration, la fermeture d'un ou plusieurs trajets fistuleux, la réduction de volume des parties malades.

Je ne parle pas du remontement de la santé générale qui marche parallèlement aux modifications de la lésion locale et qui a aussi son importance pour l'avenir.

Telle est la physionomie générale que nous présente la cure de l'ostéite à Barèges.

Il est loin de ma pensée de prétendre que tous les

cas se présentent avec cette simplicité. L'évolution des affections tuberculeuses des os est au contraire remplie de complications. Il est des conditions tenant à l'étendue, à la chronicité de l'ostéite ou des ostéites, à la multiplicité des séquestres, au mauvais état général de l'économie qui constituent des obstacles sérieux à une guérison complète, parfois même une contre-indication. Le rôle de la cure thermale cesse souvent au moment où commence avec efficacité à s'exercer le rôle de la chirurgie, qui sait trouver des ressources où la nature n'en trouve plus, en faisant la part du feu.

A l'encontre de ce qui se passe à la suite des grandes opérations où les vaisseaux béants laissent une porte ouverte à l'infection, vérité que ne peuvent méconnaître les plus fervents adeptes de la destruction par le bistouri de tout le foyer malade, la cure thermale ferme cette porte d'entrée et replace la constitution toujours affaiblie dans les conditions les plus favorables à l'extinction de la tuberculose locale ou à la lutte contre ses retours offensifs. C'est un fait indéniable.

J'ai recueilli des notes depuis 15 ans sur une cinquantaine de sujets porteurs de graves lésions osseuses, guéris après une ou plusieurs saisons à Barèges, et dont la santé est aujourd'hui aussi satisfaisante que possible.

Parmi ces faits, je citerai celui d'une jeune fille de 16 ans des environs de Pau qui arriva, il y a 10 ans, couverte d'ulcérations scrofuleuses intéressant soit les parties molles, soit les os, une sternale entre autres longue de 8 cent. sur 6 de large. Le radius, l'humérus, le fémur étaient le siège de fistules. A cela se joignait état fébrile, anorexie, amaigrissement. Ma première pensée fut de renvoyer la malade; mais, sur les vives instances de la famille qui ne voyait que là le salut, je fis suivre un traitement thermal gradué qui amena, dans l'état local, comme dans l'état général, une amélioration dont je fus très surpris. Au printemps suivant, les fistules du bras sont fermées, seule l'ulcération sternale et la fistule fémorale persistent. A la 3ᵉ saison, la guérison était complète. Depuis lors, la santé a été parfaite.

Presque tous les autres avaient aussi des fistules osseuses, établies depuis longtemps, ou des ostéites considérables jugées presque incurables et semblant devoir amener un état général grave de toute l'économie, à brève échéance. Cette statistique, que je me propose de publier plus tard, aura, je l'espère, l'éloquence des faits. La clinique de Barèges est si riche en pareilles transformations de l'individu qu'il est difficile de s'expliquer comment l'importance de ses services n'impose pas silence au dénigrement erroné ou systématique qui n'a même plus une apparence de raison, maintenant que la station est transformée à bien des points de vue.

Il m'a été donné de voir, dans de très nombreux cas, des tumeurs blanches du genou, du pied, avec fistules nombreuses, indices d'ostéites multiples, tuméfaction considérable des os et des parties molles, au point qu'il semblait presque insensé de vouloir conserver le membre et tenter une cure avec une telle absence d'éléments de succès. La guérison a été obtenue et les fonctions du membre conservées après trois, quatre saisons; je regrette que les limites de mon travail ne me permettent pas de détails plus circonstanciés, mais ces faits sont relativement nombreux chaque année, Barèges arrache à la triste nécessité d'une amputation de jeunes malades dont la santé se consolide consécutivement et qui ont conservé leur membre, ce qui a bien son importance.

L'os coxal et le rachis sont, de toutes les parties du squelette, celles où l'ostéite tuberculeuse a le plus de gravité, par la lenteur de l'évolution, l'étendue qu'elle prend, les nombreux trajets fistuleux auxquels elle donne lieu, et les nécroses multiples qui sont souvent la conséquence de ces désordres. Aussi la chirurgie comme la médecine ont-elles à peu près renoncé, d'un commun accord, à traiter ces affections par les moyens internes.

Parlons d'abord de la coxalgie.

Les raies de feu, l'immobilité dans la gouttière Bonnet continuée souvent pendant plusieurs années constituent tout le traitement. Il faut reconnaître les services que peut rendre la suppression prolongée du mouvement dans une articulation profondément altérée et qui supporte le poids du corps. Mais qui ne sait que l'immobilisation du malade parfois pendant plusieurs années compromet la santé générale, sans pouvoir, dans une foule de cas, empêcher l'extension du mal. Que d'enfants retirés de la gouttière, après un, deux, trois ans de séjour, avec la triste révélation d'un raccourcissement plus ou moins considérable, indiquant que l'ostéite avait continué à faire silencieusement son œuvre et à user les rebords de la cavité cotyloïde ! Sur 30 jeunes sujets de 8 à 15 ans, âge privilégié de la coxalgie comme on sait, et tenus dans la gouttière de six mois à deux ans, je relève un nombre de 15 qui avaient un raccourcissement de 1 à 3 centim. avec impossibilité de se tenir sur le côté malade. Chez 25, Barèges a pu restituer les fonctions du membre, corriger en partie le raccourcissement par l'élongation musculaire et permettre la marche. Chez 5, il y a eu ankylose ou pseudarthrose. Le Dr Rochard, dans ses nombreuses statistiques, énumère sur 195 coxalgies, 30 guérisons complètes, 90 améliorations, 73 résultats nuls. Seulement, ce grand nombre de cas favorables lui semblant singulier dans une maladie aussi grave, où la thérapeutique n'est pas en faveur, il se demande s'il n'y avait pas beaucoup d'arthrites rhumatismales, confondues avec la coxalgie. Nous répondrons à M. Rochard, avec le professeur Verneuil, que l'immense majorité des coxalgies est d'origine scrofuleuse, et que sa statistique eût été bien meilleure encore, si les saisons de ces malades avaient pu être multipliées. M. le Dr Cazin, qui, sur 619 coxalgies, a pu relever 397 guérisons, résultat fort beau assurément, demande pour ce résultat un séjour variant de 459 jours à 1000 jours.

Ce n'est pas trop de demander pour Barèges deux et même trois saisons. C'est qu'en effet la première période de la coxalgie chronique offre une importance capitale pour le traitement. Il s'agit de savoir si on pourra enrayer l'ostéite, permettre à l'articulation de fonctionner sans ankylose, sans raccourcissement. On est assez heureux à Barèges pour obtenir cette heureuse terminaison de la coxalgie, dans plus des deux tiers des cas certainement, en s'aidant de toutes les mesures hygiéniques nécessaires, en tenant le malade, en dehors des heures de bains, dans sa gouttière, ou en ne permettant la marche que dans une très faible mesure.

C'est là un des plus beaux résultats que donne la cure thermale. Arrêter le développement d'un mal qui évolue si souvent d'une façon insidieuse et fatale, causant des infirmités incurables, ou une suppuration qui dure des années et entraîne à sa suite de redoutables complications souvent même la mort, c'est, à coup sûr, le triomphe de la thérapeutique minérale.

A une période plus avancée, quand le malade arrive avec un empâtement péri-articulaire, une ou deux fistules, le plus souvent avec sortie de la tête de l'acétabulum et les conséquencse de raccourcissement, claudication, etc., qu'attendre de la saison thermale? C'est, on peut le dire, la dernière ressource pour arrêter les progrès de la tuberculosc iliaque et fémorale, pour tarir les fistules et permettre au malade de marcher d'une manière plus ou moins satisfaisante. Que le traitement doive être dirigé, comme le veut M. Rochard, avec une grande circonspection, cela ne fait aucun doute : il faut avant tout prendre garde de donner une nouvelle activité aux graves phénomènes inflammatoires qui se sont développés et peuvent prendre encore plus d'extension. Mais c'est affaire de prudence du praticien, et il ne faut pas craindre d'affirmer, dût-on se heurter au scepticisme si en faveur aujourd'hui, que l'on obtiendra le succès dans la plupart des cas. La suppuration se tarit, les fistules se ferment ou s'amoindrissent, les douleurs du membre se calment, et le membre peut fonctionner dans la mesure du possible.

Il va sans dire que ce résultat n'est pas ordinairement l'œuvre d'une seule saison; à l'étendue des désordres doit correspondre la longueur du traitement. On n'arrive à un dénouement heureux qu'avec la persévérance dans l'emploi de la médication.

Même quand la coxalgie existant depuis de nombreuses années ne peut plus être que soulagée, Barèges rend encore des services incontestables.

Je cite brièvement le fait suivant, que je pourrais faire suivre de bien d'autres. M. X, 45 ans, est coxalgique depuis l'enfance, avec luxation iliaque, raccourcissement énorme, huit ou dix fistules sur la hanche et le fémur donnant une suppuration abondante et infecte, atrophie considérable de tout le membre. Les douleurs constantes et insupportables le forcent à recourir à Barèges, il y a 8 ans. L'amélioration après la saison est telle qu'il peut reprendre ses fonctions d'architecte. Ramené l'an dernier par des crises douloureuses presque incessantes qui le privent de sommeil et entretiennent une suppuration intarissable, une saison d'un grand mois réduit la suppuration à quelques taches seulement, fait disparaître entièrement des crises qui lui rendaient la vie à charge et permet au malade de vaquer à ses occupations.

M. X. reviendra certainement à Barèges. Ai-je besoin de dire qu'en pareil cas le traitement demande toutes les nuances les plus ménagées, à commencer par les bains les plus faibles, de courte durée, et en supprimant toute espèce de douche toujours extrêmement nuisible en pareil cas et réclamée cependant avec ardeur par presque tous les malades. Le succès est à ce prix. Dans ces graves ostéites suppurées, j'accorde facilement que Barèges est une arme à deux tranchants, le médecin doit seul la manier et savoir la manier.

Le mal de Pott, si grave par ses conséquences, si rebelle aux médications, donnera lieu aux mêmes remarques que la coxalgie, avec laquelle il partage les plus sombres pronostics des auteurs les plus compétents, non sans raison, du reste, car avec les progrès de la maladie se développent, dans une large proportion, l'albuminurie et la tuberculose pulmonaire. Le Dr Cazin a, dans ses nombreux relevés, signalé dans presque la moitié des cas la présence de l'albuminurie dans la carie lombaire. La phtisie pulmonaire serait un peu moins fréquente. Quant à la méningite rachidienne, elle s'observe souvent et peut guérir parfaitement. Barèges nous en a offert de frappants exemples.

Mon regretté collègue Lebret s'exprimait ainsi dans son rapport de 1867 au sujet de la maladie en question : « L'ostéite vertébrale est du nombre des « maladies sur lesquelles la médication sulfureuse « exerce une action incontestablement favorable. » Sur 12 cas, il rapportait 3 guérisons, 5 améliorations, 2 aggravations. Les dernières années de sa pratique lui avaient fourni une statistique plus favorable encore, qu'il n'a pas eu le temps de publier.

Le Dr Rochard a bien soin de faire remarquer que, sur ces 12 observations, il n'y en avait que 5 de suppurées. Il est très certain en effet qu'ici, comme pour la coxalgie, la cure offrira des conditions plus favorables, tant que la fistule ne sera pas établie, puisque cette fistule est la preuve d'un état de désorganisation d'une ou plusieurs vertèbres. Mais le traitement peut être aussi favorable, quoique nécessairement plus long en pareille occurrence.

On peut dire sans exagération que la cure de Barèges est extrêmement efficace dans l'ostéite vertébrale non suppurée. La guérison s'obtient souvent
après une saison. J'ai sous les yeux huit observations de malades arrivés avec gibbosité dorsale ou
lombaire, paraplégie des membres inférieurs, douleurs
vives sterno-costales en ceinture qui, après une
saison de 30 à 35 jours, pouvaient marcher une demi-
heure sans fatigue et n'ont fait une seconde saison
que pour consolider la guérison. Lebret a cité le fait
d'un gibbeux qui, porté sur les épaules de son frère,
à l'arrivée, a pu marcher seul, et sans peine, après
son traitement. Cette influence remarquable de Barèges sur la méningite développée par la carie vertébrale n'a rien qui puisse surprendre quand on a pu
être témoin, comme je l'ai été dans bien des cas, de
l'efficacité de nos eaux dans les myélites des cornes
antérieures de la moelle.

Le traitement du mal vertébral à la première période est livré tout entier, depuis quelques années, à
la chirurgie orthopédique, à l'immobilisation du
tronc par le corset de Sayre. La nature seule fait
les frais de la guérison, la thérapeutique est déclarée
frappée d'impuissance. Espérons que cette doctrine,
trop exclusive et à coup sûr bien incomplète dans
ses résultats, ne prévaudra pas dans l'avenir. Barèges
nous montre que la thérapeutique thermale a sa valeur, surtout pour enrayer le mal.

Nous avons vu quelles sont les indications de la
cure de Barèges, appliquées aux lésions osseuses de
la scrofule.

Il faut dire quelques mots des contre-indications. Elles sont relatives à l'état général du malade. Barèges n'accepte que les cas torpides.

Pour peu que l'élément fébrile se lie à l'état phlegmasique de l'os, que l'évolution de l'affection soit encore subaiguë, il y aura à craindre de voir la crise réveillée par la médication sulfureuse. Il arrive même chaque année que plusieurs malades chez lesquelles cette facile excitation n'aurait pu être soupçonnée, la ressentent après la première semaine, la crise thermale amenant une crise pathologique. Il faut alors suspendre momentanément ou tout à fait.

La raison en est facile à concevoir. C'est surtout aux appareils circulatoires et nerveux que s'adresse l'action minérale : accélération très vive de la circulation capillaire, comme il est facile de le constater sur les plaies, sur la peau, les muqueuses, le tissu glandulaire, excitation très marquée de l'appareil cérébro-spinal et du grand sympathique; il y a là tous les éléments d'un énergique fonctionnement de tout l'organisme bien capable de réveiller un foyer mal éteint, alors surtout qu'il y a de l'éréthisme du système nerveux.

C'est aussi pour cette raison que la tuberculisation pulmonaire est le plus souvent une contre-indication à la cure. Elle indique par elle-même une généralisation de l'infection, à laquelle la stimulation thermale imprime souvent un surcroît d'activité. En outre l'altitude de la station, le climat un peu sévère ne lui conviennent pas. Toujours est-il que la tuberculose pulmonaire ne subit pas à nos thermes cette heureuse modification qu'on observe aux Eaux-Bonnes et à Cauterets.

Pour résumer les idées qui m'ont inspiré ce court travail, nous voyons que, sous l'influence des progrès accomplis dans l'étude de la tuberculose, une innovation complète s'est produite dans les méthodes thérapeutiques chirurgicales.

L'ablation totale du foyer supposé infectieux et unique dans le principe a été proposée et mise à exécution d'une manière générale dans le traitement des affections osseuses, malgré de nombreuses oppositions et les graves résultats non contestés que cette pratique entraîne souvent dans l'état du malade.

Cette méthode s'inspire d'un scepticisme absolu à l'endroit des médications, même de celle de Barèges dont les traditions confirmées par une pratique séculaire sont pourtant inattaquables.

Il m'a paru nécessaire de protester contre ce que cette doctrine a d'exclusif et d'incertain au point de vue de la guérison, objet légitime de nos ambitions. La tuberculose interne ne guérit pas, nous dit-on ; pourquoi en serait-il autrement de la tuberculose externe ?

Il est facile de répondre que le domaine de la tuberculose n'a pas encore complètement envahi celui de la scrofule, dont les Allemands voudraient bien effacer jusqu'aux traces, mais que les grands cliniciens français refusent de sacrifier à l'enthousiasme du moment. En second lieu, l'évolution, la gravité surtout de ces ostéopathies n'offrent certainement pas cette marche presque irrésistible en avant qui accompagne la plupart du temps celle de la tuberculose interne. Beaucoup de ces lésions ont, dans le principe au moins, une certaine tendance à la guérison dont la nature, même mal secondée, fait parfois les frais. Il est donc excessif au point de vue théorique, injuste au point de vue pratique, de prétendre que la thérapeutique thermale ne peut les combattre victorieusement.

Au surplus, les faits restent et ils sont indéniables. La cure de ces affections faite à temps à Barèges prouve que cette eau minérale peut guérir toutes les manifestations osseuses de la scrofule, et prévenir leur généralisation ; son pouvoir ne s'arrête que devant la marche aiguë du processus morbide et l'envahissement de l'économie par des lésions multiples et profondes.

C'est assez dire les services immenses que cette station rend tous les jours : les fluctuations des théories ne la déposséderont pas de cette grande et salutaire action.

11015 — Paris, Imprimerie F. Levé, rue Cassette, 17.

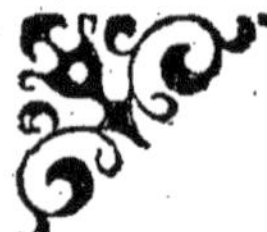

OUVRAGES DU MÊME AUTEUR

Du degré d'utilité des Eaux minérales dans le traitement de la phthisie pulmonaire (br. in-8° 1857).

De la gravelle urique (1865).

De l'embarras gastrique, et ses rapports avec la congestion cérébrale (br. in-8°, 1870).

Recherches sur l'état de la circulation pendant la cure à Barèges (br. 1874).

Du rhumatisme à Barèges (br. in-8° 1876).

Barèges et ses Eaux minérales (in-1880).

Les maladies inflammatoires des Eaux à Barèges (1 vol. in-8°, 1883.

La syphilis à Barèges (1 vol. in-8°, 1884).

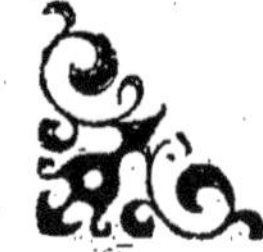

Paris. — Imprimerie F. Levé, rue Cassette, 17.